RÉPONSE

AU

MÉMOIRE DE M. LE DR CORBIN,

Chirurgien aide-major au 19e léger.

INTITULÉ :

NOTICE

SUR LES

EAUX THERMALES DE BOURBONNE,

Par M. le docteur Ad. AULAGNIER,

Ex-médecin en chef de l'hôpital militaire thermal de Barèges, et inspecteur par intérim ; médecin ordinaire à l'hôpital militaire du Gros-Caillou.

ADRESSÉE

AU CONSEIL DE SANTÉ DES ARMÉES.

* * *

A PARIS,

IMPRIMERIE DE MOQUET ET COMPAGNIE,

RUE DE LA HARPE, 90.

1841.

RÉPONSE

AU

MÉMOIRE DE M. LE DR CORBIN,

chirurgien aide major au 19e léger,

INTITULÉ :

NOTICE SUR LES EAUX THERMALES DE BOURBONNE.

RÉPONSE

AU

MÉMOIRE DE M. LE Dʳ CORBIN,

Chirurgien aide-major au 19ᵉ léger.

INTITULÉ :

NOTICE

SUR LES

EAUX THERMALES DE BOURBONNE,

Par M. le docteur Ad. AULAGNIER,

Ex-médecin en chef de l'hôpital militaire thermal de Barèges, et inspecteur par intérim ; médecin ordinaire à l'hôpital militaire du Gros-Caillou.

ADRESSÉE

AU CONSEIL DE SANTÉ DES ARMÉES.

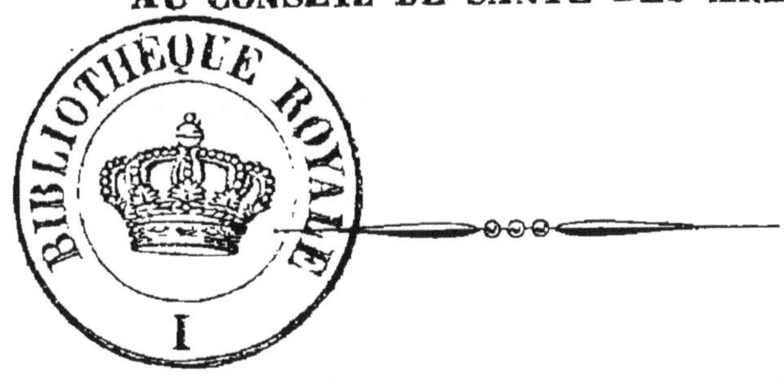

A PARIS,

IMPRIMERIE DE MOQUET ET COMPAGNIE,

RUE DE LA HARPE, 90.

1841.

RÉPONSE

AU MÉMOIRE DE M. LE Dr CORBIN,

Chirurgien aide-major au 19e léger,

INTITULÉ :

NOTICE SUR LES EAUX THERMALES DE BOURBONNE (1)

par M. le doct. Ad. AULAGNIER,

*Ex-médecin en chef de l'hôpital militaire thermal de Ba-
règes, et inspecteur par intérim ; médecin ordinaire à
l'hôpital militaire du Gros-Caillou.*

ADRESSÉE

AU CONSEIL DE SANTÉ DES ARMÉES.

> Plus on étudie les vertus des eaux
> minérales, plus elles justifient la con-
> fiance qu'elles avaient inspirée.
>
> (BERTRAND, Recherches sur les eaux
> du Mont d'Or.)

La nature des eaux de l'établissement thermal
de Barèges, dont j'ai dirigé, pendant sept an-

---

(1) Recueil des Mémoires de médecine, de chirurgie et
de pharmacie militaires, tome XLVI, page 108 et suivantes. Paris, 1839.

Lorsque parut ce volume, je commençai la réfuta-

nées, le service médical, si différente de celle de Bourbonne-les-bains, me dispenserait, jusqu'à un certain point, de réfuter les erreurs que renferme, selon moi, la notice de M. C..... que je n'ai pas l'honneur de connaître personnellement. Déjà MM. les rédacteurs du recueil ont fait précéder ce travail de réflexions fort sages, et il convient mieux à nos collègues de Bourbonne de défendre leur hôpital qui est attaqué ; aussi ne me verra-t-on pas m'ériger en champion d'une cause qui n'est pas la mienne. Je viens simplement répondre aux attaques générales de M. C..., parce qu'elles m'ont souvent paru peu conformes à ce qui est ; car, je respecte l'opinion, et je ne combats que les faits........

M. C... ne fait pas mystère, dans ses *considérations générales*, qui forment son § Ier, d'une prévention peu favorable aux eaux minérales, prévention qu'il partage avec bien des médecins, et qu'il faut très-certainement attribuer au peu de connaissances pratiques que la plupart de nos confrères ont été à même d'acquérir dans le

---

tion que voici, et que des motifs de santé m'ont forcé de laisser inachevée jusqu'à ce moment; mais l'époque annuelle de l'envoi aux eaux lui redonne l'opportunité qu'elle semblait avoir perdue.

traitement des maladies chroniques par les eaux ; aussi nous semblerait-il nécessaire au complément des études médicales d'initier, par un cours spécial sur les eaux minérales, les élèves qui passent des bancs de l'école dans la pratique, sans avoir d'autres notions de leurs effets curatifs que celles que leur donnent des livres qu'ils ne considèrent que comme un accessoire, parce qu'ils n'en ont pas compris toute l'importance, et que d'ailleurs les professeurs, souvent très peu au courant eux-mêmes, sous ce rapport, effleurent à peine ce sujet, s'ils ne le passent sous silence. Il y a peu d'années que M. le doyen Orfila, dans son cours de chimie médicale à la faculté, s'arrête davantage sur cette partie de la science qu'il traite.

M. C..... rend très-bien ce que j'ai éprouvé avant d'arriver à Barèges, dans le § suivant, que je crois très-nécessaire de reproduire textuellement.

« Avant d'arriver à l'hôpital de Bourbonne, » j'avais, comme la plupart des médecins, des » idées sommaires et générales sur l'emploi des » eaux minérales, sur leur usage et leur effica- » cité dans diverses maladies. J'avais, sur les » succès et les guérisons miraculeuses qu'elles » procurent, le degré de confiance que pouvait » suggérer la lecture des livres qui en traitent » avec enthousiasme. J'avouerai, néanmoins,

» que tout ce que j'avais appris antérieurement
» laissait dans mon esprit une vague incertitude
» pour ce qui concerne les maladies internes.
» Il était difficile de croire qu'une eau minérale
» thermale, ingérée dans l'estomac en grande
» quantité et à une température très élevée, pût
» guérir des gastrites chroniques, des lésions
» du foie, etc., et se trouvait offerte par la nature
» comme une panacée universelle pour toutes
» les maladies en général. Déjà je pouvais présu-
» mer que la plupart des affections internes,
» supposées guéries par le séjour aux sources
» minérales, devaient avoir été ou très légères
» ou modifiées par des circonstances autres que
» l'action curative des eaux. S'il existe dans
» celles-ci une action médicamenteuse pour cer-
» taines maladies, combien cette action ne doit-
» elle pas être augmentée par le voyage, l'éloi-
» gnement des lieux témoins des maux qu'on a
» soufferts, l'espoir d'une guérison prochaine,
» l'abandon de tout ce qui peut mettre en jeu
» une sensibilité trop active, un air pur, un
» régime salutaire, etc., et beaucoup de maladies
» internes s'améliorent et peuvent guérir par
» ces moyens accessoires plutôt que par l'emploi
» des eaux minérales. »

Examinons successivement les paradoxes que
renferme ce passage de la notice de M. C....

Et moi aussi, lorsque je fus envoyé à Barèges, j'avais des connaissances très superficielles sur les eaux minérales, que j'avais également appris à connaître dans des livres souvent fort indigestes ou exagérés ; encore mes connaissances bibliographiques sur ce sujet se bornaient-elles, comme chez bien d'autres médecins , à avoir lu quelques volumes. Il y a plus , mes doutes n'étaient point ceux qu'avoue M. C... ; *je ne croyais nullement à l'action curative des eaux minérales, et toutes avaient pour moi à peu près la même valeur.* Voilà un aveu bien franc.... c'est avec ces idées que je me chargeai , par ordre , d'un service spécial qui m'était inconnu ; car jamais je n'avais visité d'établissement thermal... M. le préfet des Hautes-Pyrénées me confia en même temps, à mon début, au nom de M. le ministre du commerce, en l'absence du médecin inspecteur titulaire nouvellement nommé , la direction de l'établissement civil. Oh! je l'avouerai, mon embarras fut grand , et cependant nul moyen ne m'était offert de refuser ; j'acceptai donc, et je me mis à l'œuvre.

Je ne crois pas utile de parler des réformes qu'il fallut faire dans une localité qui laissait tant à désirer. Je m'y dévouai, corps et âme, et j'en fus dédommagé, si ce n'est par le lucre qui, ne vint pas , du moins par les connaissances pratiques qui ne tardèrent pas à modifier mes premières idées.

Je me retirai de Barèges avec des doutes bien légers auprès de ce qu'ils étaient, et l'année suivante, je cessai d'en avoir, lorsque je revis d'anciens malades dont je publicrai les observations, et dont un bon nombre a déjà été envoyé au conseil de santé et à l'académie de médecine par les ministres de la guerre et du commerce. Depuis ce temps, au milieu d'insuccès, (car il s'en présente), j'ai eu des réussites si belles pour des malades, sinon abandonnés des médecins, (comme le dit à tort le public ; car les médecins n'abandonnent pas leurs malades), du moins affectés de maladies chroniques assez rebelles pour désespérer du succès après l'emploi de tous les remèdes mis en usage, que ma conviction a dû en être ébranlée, et il vient bien peu de malades à Barèges qui n'aient consulté beaucoup de médecins et usé de la plupart des médicaments. Ils en sont donc venus à leur dernière ressource ! cela prouve bien, ce me semble, s'ils n'ont pas guéri précédemment, que les remèdes étaient impuissants, et qu'il fallait à la nature une secousse qu'elle rencontre souvent par l'usage des eaux minérales, et que ne lui fournissaient pas les moyens ordinaires.

Il faut le dire, d'année en année mon opinion s'est formée, et je suis aujourd'hui le défenseur consciencieux des eaux minérales sagement administrées (1) ; je me préserve des exagérations comme de l'incrédulité ; et je forme des vœux bien sincères pour que l'étude de cette thérapeutique, que je ne veux pas rendre une *panacée universelle* (expression qui appartient à M. C....) pénètre assez dans nos idées, dans nos mœurs, pour en étendre l'emploi ; cela me conduit à souhaiter qu'indépendamment *du cours* dont j'ai parlé, une publication hebdomadaire, sous forme de journal, faite avec conscience, opère dans l'opinion des médecins incrédules les changements désirés, et leur fournisse des faits nombreux à l'appui de la théorie.

Mais reprenons l'article déjà transcrit plus haut :

Nous sommes peu surpris, après le premier aveu de M. C.... *sur ses doutes*, qu'il lui soit *difficile de croire qu'une eau minérale thermale, ingérée dans l'estomac en grande ou en petite*

----

(1) J'ai cessé d'être employé dans un établissement thermal depuis ma nomination à l'hôpital militaire du Gros Caillou, et si antérieurement on avait pu suspecter mon désintéressement, il n'y aurait plus à en douter aujourd'hui.

*quantité, doive guérir des gastrites chroniques,
des lésions du foie,* etc. Si les doutes de notre
confrère ne portaient que sur l'action des eaux de
Bourbonne, encore une fois nous nous tairions,
et nous laisserions aux collègues de cet hôpital
le soin de répondre ; mais il généralise, et ce
qu'il dit s'entend de toutes les sources connues;
or, si l'on se rend bien compte de la manière
d'agir des eaux minérales et du mode de guérison
des maladies chroniques, de la gastrite et de
l'hépatite chroniques, par exemple, que désigne
M. C..., et de tant d'autres affections au même
degré, on verra que l'incrédulité seule l'em-
pêche de s'expliquer comment on guérit à Vichy
les maladies du foie et de l'estomac, à Saint-Sau-
veur souvent les gastralgies, etc., etc. ; à Bourbonne et à Barèges les rhumatismes, etc. ; et la
quantité de boisson ingérée démontre encore
l'action plus ou moins active des eaux, qui n'est
certainement pas la même à Barèges qu'à Cauterets
et à Luchon, ni à Bagnères de Bigorre qu'à Bourbonne, pour choisir un exemple dans les eaux
de la même famille.

Ces raisonnements une fois posés, comment
ne pas croire à une action importante des eaux,
qui, ranimant la vitalité en partie éteinte, et fonc-
tionnant mal dans certains organes, permettent
à la sur-excitation de remplacer l'état chronique

(13)

par un état aigu , lequel, en cessant, amène la guérison , ou du moins une amélioration sensible.

Parmi les maladies *supposées guéries* par les eaux, il en existe en effet de légères, *trop légères même* , dans quelques cas où l'on est attiré par l'attrait du plaisir, qui est le vrai but du voyage; mais n'est-ce point au médecin à les distinguer? M. C.... attribue à des *circonstances autres que l'action curative des eaux* la modification qu'elles éprouvent; nous combattrons ce préjugé.

Je ne vois rien jusqu'ici pour les maladies les plus graves, ni pour les eaux les plus importantes ou les plus actives; Barèges, Luchon, Cauterets, Balaruc, etc., n'ont-ils donc à ses yeux aucun pouvoir ? Et d'abord notre confrère a-t-il eu l'occasion de les étudier ailleurs que dans les livres, car je ne lui suppose pas la présomption de vouloir connaitre parfaitement l'effet des eaux qu'il n'aurait vues qu'en passant, ou même une seule année ; et d'ailleurs celles de Bourbonne, qu'il connaît mieux, sont-elles donc toujours impuissantes ?

Nous convenons avec M. C.... que le voyage , que *l'éloignement des lieux témoins des maux que l'on a soufferts, l'espoir d'une guérison prochaine, l'abandon de tout ce qui peut mettre en jeu une sensibilité trop active, un air pur, un*

régime salutaire, etc., peuvent apporter un soulagement à certains maux, dans les affections
internes qui ont réagi sur le système nerveux,
par exemple; nous croyons aussi que le repos,
la cessation des affaires et le contentement intérieur ajoutent à l'effet, et que des organes fatigués
y gagneront beaucoup; mais qu'une affection
isolée de la peau, qu'un rhumatisme musculaire
ou articulaire, qu'une rétraction tendineuse,
qu'une plaie fistuleuse, pour l'extérieur; qu'un
engorgement abdominal, qu'un catarrhe, qu'une
amygdalite chronique, qu'une rétrocession ex-
anthémateuse, etc., etc. pour l'intérieur, soient
guéris ou très-amendés par les accessoires qu'in-
voque M. C...., c'est ce que nous ne pouvons
pas croire et ce que nous nions formellement,
parce que le médecin a dû conseiller d'abord
tous les moyens possibles de guérison qui sont
à la portée du malade, bien mieux que son
envoi à des eaux minérales souvent fort éloignées
de lui, et dont les frais sont peut-être au-dessus
de ses ressources ordinaires. Et, tout en croyant
aux bons effets de l'air, peut-on, je le demande
à ceux de nos confrères qui ont pour eux l'expérience, en déduire la conséquence qu'une guérison serait due à ces accessoires plutôt qu'à
l'emploi des eaux minérales ?.. non sans doute :
» Tout le monde convient, dit Hoffmann, (ma-

» ladies chroniques), et l'expérience prouve très-
» clairement que les eaux minérales tant chaudes
» que froides, font des merveilles dans la cure
» des maladies chroniques. »

A l'occasion des eaux de Bourbonne que M.
C.... a étudiées tant dans les livres qu'aux sources
mêmes, il cite un bon nombre d'auteurs qui va-
rient d'opinion sur les propriétés des eaux *minérales* en *général*. Pour moi, cela me semble vouloir trop prouver et laisser voir un parti pris de
ne pas croire à ce que l'on connaît imparfaitement.
Une ou deux années passées à Bourbonne par M.
C.... le mettent assurément à même d'avoir une
idée du mode d'action de ces eaux ; mais qu'il
nous permette de lui dire que si l'expérience est
longue à acquérir en médecine, c'est surtout
dans l'étude pratique des eaux minérales, et ce
qui nous démontre que M. C.... n'est pas suffi-
samment éclairé snr la question, c'est son atta-
que générale à l'occasion des eaux de Bourbonne, et la proposition qu'il fait, le vœu qu'il
émet de voir détacher chaque année des officiers
de santé des corps et des hôpitaux voisins pour
faire le service de celui de Bourbonne, et par
la même raison, sans doute, des autres hôpitaux
d'eaux minérales.

Les rédacteurs du recueil ont avec juste raison critiqué cette mesure qui tournerait au désa-

vantage des militaires malades sans être fort
utile à nos confrères des corps et des hôpitaux ;
car nous soutenons qu'il leur faudrait plusieurs
années pour asseoir leur opinion et compléter
leurs études pratiques sur cette science de faits.

A une époque déjà éloignée, nous avons vu
avancer cette proposition par les bureaux de la
guerre pour l'hôpital de Barèges ; nous l'avons
combattue par conviction avec tous les hommes
dont l'opinion pouvait faire loi , et je crois ne
pas me tromper en ajoutant que M. le docteur
Gasc , médecin inspecteur, membre du conseil
de santé des armées , qui vint remplir à Barèges,
en 1839 , une mission spéciale , a partagé cette
opinion.

Grâces soient rendues à ce digne chef pour
avoir le premier donné l'impulsion des réformes
que nous avons essayé de réaliser après lui , et
pour les excellentes observations qu'il a publiées
dans le t. xxxii du recueil des Mémoires de médecine , de chirurgie et de pharmacie militaires.

Je répéterai, avec MM. les rédacteurs du recueil, que la proposition de M. C..... « sera
» jugée peu convenable par les médecins qui
» savent combien il faut de temps, d'habitude
» et de pratique spéciale pour bien diriger
» l'emploi des eaux, modifier leur administration
» selon la constitution des sujets et les phéno-

» mènes produits, et même pour redresser les
» erreurs inévitables, malgré toutes les précau-
» tions, dans l'envoi d'hommes partis de tant
» de points différents, sous les inspirations de tant
» d'opinions et de doctrines médicales diverses. »

«Ajoutons, avec ces messieurs, que l'économie,
» qui paraît être le but que se propose M. C....
» dans sa critique de la répartition du service
» de l'hôpital militaire de Bourbonne, est tou-
» jours fort bonne en soi ; mais qu'elle ne doit
» cependant avoir, en médecine et pour les mé-
» decins, qu'une importance secondaire ; c'est
» la santé et le bien-être des hommes qui doi-
» vent occuper le premier rang. Ne faites au-
» cun envoi inutile, sous le rapport médical ;
» mais n'en omettez aucun de ceux qui pour-
» raient être favorables, en vue d'une économie
» qui ne peut entrer dans les intentions d'une
» administration bienveillante et paternelle.

Suivons maintenant M. C... quand il parle
de « La difficulté de se former des idées sur les
» vertus des eaux minérales, lorsque l'on trouve
» des écrivains qui ne croient pas à leur effica-
» cité, tandis que d'autres, au contraire, en-
» traînés par l'enthousiasme, la prévention,
» ou même des intérêts personnels ou de loca-
» lité, considèrent celles qu'ils dirigent comme
» une panacée universelle. » la difficulté ces-

sera pour celui qui, à la théorie voudra ou pourra joindre la pratique ; sans être médecin inspecteur ou chef d'un établissement hospitalier, on trouve assez de complaisance chez ceux qui les dirigent pour s'éclairer de leur propre expérience, et pour suivre, avec eux, les résultats définitifs du traitement. C'est à ce but que tendrait surtout la publication d'un journal spécial, que des circonstances involontaires ne m'ont pas permis d'entreprendre.

Et quel est le médecin qui n'a pas des doutes lorsque d'autres sont convaincus ? n'est-ce pas là l'histoire de l'art ?.... Il est démontré pour nous, comme pour M. C... que quelques médecins des eaux (et non la plupart, comme il pense), n'ont pas toujours fait connaître avec bonne foi les vertus principales et constantes des sources, etc. Quant à l'action simultanée de certains médicaments, ces médecins devraient aussi en tenir compte, si, comme ceux de Barèges, ils ne s'en abstenaient pas le plus ordinairement, comptant d'ailleurs sur l'action curative des eaux, nouveau moyen pour eux d'attaquer alors des maladies qui ont dû l'être antérieurement par toute la série des remèdes appropriés, avant de se décider à les conseiller au malade.

Pour moi, je le dis avec sincérité, j'ai presque toujours considéré la durée du séjour à Barèges comme un temps de repos nécessaire et un temps d'arrêt des traitements qui ont précédé ou qui suivront, et qui en diffère en tous points. Il est temps encore de reprendre les remèdes internes, s'il y a lieu, plus tard; et comme je crois à l'efficacité des eaux, je compte d'abord sur un résultat que j'attends d'elles seules, et si j'y ajoute quelques médicaments, ce sont des auxiliaires peu énergiques pour rétablir les sécrétions et les déjections, s'il y a absolue nécessité; ou des tempérants, lorsque l'excitation devient trop forte et menace d'arrêter le traitement.

M. Larrey avait écrit, et l'expérience prouve que là où il y a eu congestion sanguine, ainsi que lorsqu'on peut la craindre, les eaux minérales sont redoutables, dangereuses, et qu'il faut les proscrire; c'est le cas des paralysies qui se lient à la congestion cérébrale, et nous avons toujours demandé qu'elles fussent envoyées moins encore à Barèges qu'ailleurs, en raison de leurs propriétés excitantes si prononcées.

Le § II de la notice de M. C... est intitulé. *Propriété de l'eau thermale de Bourbonne.*

La délicieuse boisson, *l'eau merveilleuse*, *miraculeuse* dont parle ici M. C.... ne doit pas m'occuper. Tantôt il individualise, puis il généralise ses réflexions dans ce chapitre, dont le titre nous fait penser qu'il les rattache surtout aux eaux de *Bourbonne.* Une seule réflexion m'a paru peu rationelle et contraire à l'expérience ; c'est celle qui admet *l'énergie trop grande des eaux* dans plusieurs maladies , et le passage suivant qu'a avancé M. C... (page 122) et dont les premières lignes sont en contradiction avec les dernières.

« Les eaux thermales de Bourbonne sont évi-
» demment stimulantes, et produisent une vive
» excitation sur toute la peau ; *or , on sait que*
» *les bains excitants agissent sur la circulation ,*
» les organes pulmonaires et gastriques, qu'ils
» stimulent, qu'ils aiguillonnent. C'est par ce
» mode d'action que l'on peut expliquer les effets
» nuisibles , tels que l'aggravation des maladies
» du cœur , des poumons et des voies gastri-
» ques, qu'ils déterminent souvent ; dans les
» maladies externes , *les bains d'eaux ther-*
» *males agissent comme le feraient des bains*
» *d'eau ordinaire , pris successivement et sans*
» *interruption ; et c'est plutôt à cette continuité*
» *d'action qu'à la nature et à la composition*
» *des eaux thermales qu'est due l'amélioration*
» *qu'on observe dans quelques maladies.*

De deux choses l'une : ou les eaux minérales ont une composition chimique différente des eaux communes qui servent aux bains, ou elles sont semblables : dans le premier cas, elles ont une action plus énergique, qu'elle soit favorable ou nuisible ; et, comment admettre alors qu'elles ne soient stimulantes qu'à la manière des eaux domestiques , et qu'elles n'agissent comme celles-ci que par la continuité de leur usage? dans le second cas, comment pourraient-elles produire une vive excitation capable de réagir sur les organes importants dont parle M. C..., surtout à des températures modérées ?

Plus loin , M. C.... revient aux moyens accessoires qu'il a déjà prônés comme plus efficaces que les eaux minérales ; il considère l'envoi aux eaux comme un bonheur et un bénéfice pour le malade qui se repose de l'action des nombreux remèdes qu'il a longtemps pris. D'après tous ces motifs, *il ne croit plus aux prodiges de guérison produits par l'usage des eaux, et se trouve , dit-il, placé en observateur impartial, ne vivant pas, comme la plupart des médecins, sous l'influence inspiratrice de la localité , ou d'une prévention de longue durée pour les vertus d'un liquide qui renferme plus d'or pour les spéculateurs de guérisons factices , que de soulagement réel et de guérisons franches pour les malades.*

J'ai déjà répondu plus haut à une partie de ce qui précède ; mais comment M. C... explique-t-il l'emploi accessoire qu'il a fait des remèdes tels, par exemple, que le phosphore ? singulier moyen, ce me semble, de laisser reposer un malade déjà fatigué, et qui a plus besoin d'air que de médicaments aussi énergiques !

Le § III est intitulé : *Maladies contre lesquelles les eaux de Bourbonne sont indiquées ou contraires.*

Je suis là, comme ailleurs, fort gêné par le titre, qui s'en prend aux seules eaux de Bourbonne, quand les réflexions générales viennent ensuite le faire oublier.

Les abus dont se plaint M. C.... relativement à la manière dont sont faites les désignations d'envoi aux eaux ne sont pas les premiers de ce genre qui aient été portés à la connaissance du conseil de santé ; pendant sept années passées à Barèges, nous avons annuellement réclamé dans nos rapports, mon collègue M. Ballard et moi, et même obtenu des modifications avantageuses. L'inconvénient qui existe à *Bourbonne* est le même dans les autres hôpitaux thermaux, parce qu'il vient des mêmes causes ; il prouve ce que nous avons avancé plus haut, l'incomplet des connaissances médicales relatives aux eaux chez la plupart de nos confrères, et la nécessité d'y porter remède par des publications fréquentes, courtes, précises et consciencieuses sur un sujet peu connu, et qui offre un vaste champ d'observations intéressantes. De là seulement provient le mal dont se plaint avec raison l'auteur de l'article que je combats.

Je n'ai point à ma disposition le tableau numérique par genre de maladies de l'hôpital de Bourbonne, où il ne peut manquer d'être établi annuellement, comme à celui de Barèges ; et je ne connais pas le résultat des eaux chez les malades, constaté au moins six mois après leur départ, par les officiers de santé des corps et des hôpitaux ; aussi je ne contesterai pas l'assertion de notre confrère sur *le petit nombre de soulagements* et le néant *de guérisons franches et réelles* qu'il a pu y avoir ; cela prouverait seulement que les eaux de Bourbonne sont inefficaces, mal administrées, ou enfin que les malades qu'on y envoie sont mal choisis, (assertions que je me garde bien d'admettre sans preuves) ; car je pourrais fournir à M. C..... des documents dont le conseil de santé a eu communication, et qui sont, en outre, placés dans les archives de l'hôpital de Barèges ; ils démontreraient qu'il a été, qu'il est annuellement beaucoup mieux partagé en succès que ne l'est Bourbonne.

Je suis, d'ailleurs, très convaincu, pour ma part, que les eaux ont un effet consécutif réel ; et ne pas y croire lorsqu'on l'a longtemps observé, ce serait se refuser à reconnaître la vérité. Nous laissons donc encore à nos confrères le soin de démontrer, s'ils le jugent utile, que M. C.... se trompe; nous nous bornons à le refuter lorsqu'il dit plus loin : *«après avoir nié les guéri-* » *sons franches et réelles, que, sur la quantité* » *de militaires envoyés aux sources d'eaux ther-* » *males, un tiers au plus se trouve dans le cas* » *d'en avoir besoin et de pouvoir en retirer quel-* » *que avantage.* »

Ici M. C... généralise encore; or, ses asser-tions rentrent dans mon domaine, et je réponds qu'en admettant, avec lui, de nombreux abus pour les désignations, abus que nous avons parfois signalés et auxquels n'échappent que fort dif-ficilement MM. les chirurgiens des corps (surtout lorsqu'il s'agit des officiers, bien souvent leurs camarades), c'est leur faire une part trop large d'admettre que *deux* sur *trois* ne sont pas dans le cas de faire usage des eaux pour leur santé. Je l'a-voue, au milieu de toutes les erreurs que j'ai re-connues dans les désignations, rien d'aussi fort n'a été observé à Barèges, même avant nous, et je m'en suis assuré par des confréres, et surtout par les archives. Pourquoi en serait-il autrement à Bourbonne, et même à Bagnoles?.. Pourquoi aussi trouverait-on, dans ces hôpitaux, plus d'hom-mes incurables, au point de ne pas pouvoir espérer de soulagement? Nous voyons encore le contraire à Barèges, *où, peu de malades ne sont pas soulagés primitivement ou consécutivement.*

Quant à ceux qui sont dans l'impossibilité de faire usage des eaux, ils sont si peu nombreux qu'ils peuvent à peine être comptés.

Les § IV et V ont pour titre , le 1ᵉʳ : *considérations sur quelques maladies en particulier*, et le 2ᵐᵉ : *Observations particulières.*

Je ne m'occuperai pas de la classification de M. C..., qui est particulière aux eaux de Bourbonne, dont la composition chimique est si différente de celle de Barèges ; chacun sait que les premières sont *salines* et les autres *sulfureuses.*

C'est un service qu'aura rendu M. C.... d'établir ou de publier une classification consciencieuse qui devra servir de guide à nos confrères pour leurs désignations ; nous aurions publié la nôtre depuis longtemps, si elle ne faisait pas partie d'un travail de longue haleine que nous espérions terminer plus tôt, sans des obstacles imprévus. Ce que nous désirons seulement, c'est que le *résultat consécutif* des eaux que nous n'avons obtenu d'avoir dans les hôpitaux thermaux, après de nombreuses demandes, qu'il y a trois ans, ait pu être consulté par M. C..., faute de quoi son travail pourrait n'être pas entièrement exact, ou serait incomplet. C'est notre avis, malgré ce qu'a écrit à la fin de la page 169 M. C.... qui ne trouve pas *rationnelle* cette action consécutive des eaux, qui consiste à s'opposer *à la guérison d'une maladie dans un temps éloigné, à l'aide de moyens qui n'ont rien amélioré pendant leur emploi. Les eaux n'ont qu'un effet immédiat, qui va toujours en diminuant à mesure que l'on s'éloigne de l'époque du dernier bain ; et selon les médecins des eaux, cet effet irait au contraire en augmentant, au point qu'un malade qui n'a pas éprouvé de soulagement pendant l'usage des bains, devrait guérir longtemps après. La raison et l'expérience se soulèvent contre une semblable assertion.*

Je dirai à M. C...., pour ce qui est de l'action des eaux de Bourbonne, que je ne les ai pas assez étudiées comme praticien ; mais que je lui offre, et M. Ballard pour moi, qui ne vais plus à Barèges, de suivre, d'une année à l'autre, des malades qu'il aura vus à leur arrivée, et j'ose affirmer à M. C..,. que *sa raison et son expérience ne se soulèveront plus contre une semblable assertion*, lorsqu'il constatera les *résultats consécutifs*. A Bourbonne, peut être, il en aurait pu faire l'épreuve ; mais j'ai lieu de douter qu'il l'ait faite d'après ce qu'il a écrit. Je n'examinerai pas chacune des maladies sur lesquelles M. C.... s'arrête pour démontrer qu'il y a ou non opportunité de les diriger sur Bourbonne ; j'y vois souvent des raisonnements fort sages, surtout pour ce qui a rapport aux paralysies qui ne reconnaissent pas pour cause un accident externe, et qu'il ne voudrait pas voir diriger sur les eaux de Bourbonne; cela nous porte à dire que nous avons réclamé sans cesse pour qu'on ne nous en envoyât jamais d'autres que ces dernières à Baréges, où ces eaux puissantes les développent plutôt qu'elles ne les guérissent.

A la page 184, M. C... fait dire à Broussais que: «Toutes les maladies chroniques sont rame-» nées à l'état aigu par les bains chauds. » Ce qui porte M. C.... à penser comme le profes-seur du Val-de-Grâce, mais en ajoutant à cette opinion la sienne ; et il « affirme que les eaux » minérales n'ont aucune action salutaire con-» tre les maladies internes, principalement en » boisson. »

Si les malades affectés de maladies internes tardent trop à être envoyés aux eaux, si les symp-tômes d'anéantissement physique que rapporte M. C.... existent déjà, nul doute que les eaux ne puissent pas être utiles, et qu'au contraire elles soient dangereuses et mortelles, parce que la vitalité a cessé, et qu'il ne reste plus aux organes la force nécessaire pour opérer la réaction à l'aide de laquelle la maladie passe de l'état chronique à l'état aigu , avant de s'améliorer ou de se guérir.

Certainement ce mode d'action n'est pas sans danger, et il demande une grande' prudence de la part du médecin et de celle du malade.

Mais faut-il en conclure, avec M. C..., que les eaux minérales n'ont aucune action salutaire contre les maladies internes, principalement en boisson ?.... telle n'a jamais été l'opinion irrévocable de Broussais , qui m'a adressé ses malades, mais avec la recommandation expresse de leur tirer du sang avant de les soumettre à l'action des eaux de Barèges , si je voyais des signes d'irritation ou de pléthore.

Quant à la *résolution des maladies par les bains chauds*, je ne la crois pas constante, selon l'opinion des praticiens dont parle M. C..., sans que pour cela je tranche la question négativement , comme le fait ce confrère dans un sens opposé.

Qui contestera à M. C.... que le malade supportera plus ou moins longtemps une eau minérale en boisson, selon qu'il aura la membrane muqueuse de l'estomac plus ou moins irritable ? Que de fois ne sommes-nous pas obligés de proscrire celle de Barèges pour ne la conseiller qu'en bains !... Encore une fois, de ce que les malades de M. C.... sont partis de Bourbonne dans le même état qu'ils y sont arrivés , cela ne prouve rien ; nous renvoyons souvent de Barèges les nôtres plus malades, et nous ne sommes pas surpris de les savoir mieux, lorsque nous avons de leurs nouvelles six mois après. C'est un fait *positif et journalier*.

Il faut une pratique assez longue pour administrer convenablement les eaux minérales, et l'on ne tombera pas dans les sinistres prévisions qui sont signalées par M. C..., et dont la crainte d'une fâcheuse réaction n'est pas la moindre. Ne considérons donc pas l'action des eaux qui sont justement célèbres, celles de Barèges, par exemple, comme un jeu sans danger ; j'avance avec la conviction que j'ai acquise par la pratique, les propositions suivantes :

1° Il est incontestable, pour toute personne qui a voulu s'en assurer, que l'action salutaire des eaux n'est pas toujours immédiate, et qu'il y a un effet consécutif, un, deux, trois, six mois après le traitement, selon la nature et les complications de la maladie.

2° Il ne faut faire usage des eaux de Barèges, et il en est ainsi de bien d'autres, que lorsqu'il y a nécessité et d'après l'avis d'un médecin qui les a étudiées ou expérimentées, sous peine d'en éprouver de fâcheux effets ; car on ne peut pas en user impunément, et l'on ne doit pas abuser d'une médication si énergique, soit en la prolongeant trop longtemps sans interruption, soit en la poussant trop loin. Dans le premier cas, on finit par y habituer l'économie, et la médication devient inactive : dans le second, on peut dépasser le but et faire beaucoup de mal.

3° Les eaux agissent le plus ordinairement en sur-excitant ; elles demandent alors de grandes précautions pour atteindre le degré nécessaire sans le dépasser.

4° Enfin, répétons avec M. Pâtissier, que *les eaux soulagent souvent, guérissent quelquefois et consolent toujours.*

Il y a cette différence dans la pratique de M. C.... et la nôtre, que, comptant fort peu, dans la plupart des cas, sur l'action curative des eaux, il employait, comme il l'eût fait ailleurs, les autres moyens appropriés, tandis que nous les laissons de côté autant que possible, et qu'alors nos améliorations, nos guérisons, lorsqu'elles ont été observées, sont dûment applicables aux eaux.

Nous aurons occasion d'en publier les résultats.

M. C.... dit, entr'autres choses que « la né-
» vralgie lombaire, myélalgie, etc., est une de
» celles que l'on traite avec le plus de succès par
» l'usage des eaux de Bourbonne. » *Mais il n'en
a observé qu'un seul cas qui a été guéri après*

80 BAINS, 60 DOUCHES ET 25 GRAMMES DE PHOS-
PHORE EN FRICTIONS.

Nous voyons un grand nombre de ces maladies à Barèges : il s'en trouve qui s'améliorent,
et je n'en ai pas encore vu guérir complètement,
malgré l'énergie des moyens employés. Le mieux
qui se fait sentir après le premier usage des
eaux cesse et va en diminuant d'année en année, et peut-être même par l'usage excitant des
eaux qui usent la sensibilité jusqu'à ce qu'elle soit
perdue. J'en excepte quelques cas de myélite
par suite de blessure.

Il est très-vrai, comme le dit M. C...., que les
maladies de la peau ne doivent pas guérir à
Bourbonne, où elles ne devraient jamais être envoyées, il est certain que les eaux sulfureuses
seront alors toujours préférées par les personnes
qui sauront apprécier la valeur des unes et des
autres. Ces erreurs d'envoi sont fréquentes, nous
le constatons souvent, et je tiens de M. Therrin
que le même fait existe à Bourbonne, où sont envoyés à tort des dartreux.

Il est non moins certain que toute maladie
qui n'a pas un caractère chronique ne doit jamais être traitée par les eaux de Bourbonne, de
Barèges, etc., et qu'il faut être très-réservé sur
l'emploi des unes et des autres à l'intérieur ; je
n'ai jamais ordonné celles de Barèges en boisson

qu'avec les plus grands ménagements, et souvent coupées avec le lait ou tout autre adoucissant. Beaucoup de mes malades n'eh buvaient pas après quelques essais infructueux; bien d'autres, là comme ailleurs, même parmi des hommes qui passent pour avoir du sens, en font un abus des plus dangereux, de même que *des bains* et *des douches*, sans l'avouer de suite à leur médecin ; ils attendent pour cela leur départ ou le premier accident qui n'arrive que trop tôt. Je serais vraiment tenté de répéter le proverbe banal.... « Il est un Dieu pour les..... imprudents! » ces faits sont connus de tous les médecins des eaux.

Les eaux de Barèges sont si différentes de celles de Bourbonne-les-Bains par leur nature chimique, qu'une nomenclature spéciale doit leur être affectée; voici celle que j'ai établie, d'après ma propre expérience pendant sept années ; il n'est pas hors de propos de la placer ici, presqu'en regard de celle de M. Corbin :

Nomenclature des maladies pour lesquelles les médecins envoient généralement aux eaux de Barèges.

Des maladies des muscles et des nerfs.

Rhumatismes musculaires des membres, de la tête et du tronc.

Lumbago.

Contusions anciennes.

Hernies par atonie musculaire.

Déchirement des fibres.

Rétraction des muscles et tendons.

Anémie.

Chlorose.

Atrophie des parties molles.

Marasme.

Névralgies idiopathiques.

    Id.   sciatiques.

    Id.   poplitées.

Coxalgies.

Névroses de l'appareil digestif.

    Id.   *Id.*   de la circulation.

Névroses de l'appareil de la respiration (asthme).

Hystérie occasionnée par une suppression de menstrues ou de lochies.

Mouvements convulsifs généraux ou partiels.

Tremblement nerveux.

Chorée ou danse de Saint Guy.

Paralysies partielles produites par une cause traumatique, par des maladies graves ou par un empoisonnement miasmatique.

Maladies cutanées.

Affections herpétiques simples.

Gale invétérée.

Dépôts de gale.

Dartres squameuses.

   Id.   furfuracées.

   Id.   lichénoïdes.

   Id.   pustuleuses.

   Id.   mentagres.

OEdèmes et indurations de la peau.

Lèpre vulgaire.

Teigne faveuse.

Eléphantiasis.

Taches hépatiques.

   Id.   scorbutiques.

La répercussion de la transpiration ou d'une éruption quelconque ; et la suppression d'un exutoire ayant déterminé l'une des maladies indiquées dans cette nomenclature.

Maladies syphilitiques rebelles.

Syphilides.
Engorgement chronique des glandes.
Douleurs ostéocopes.
Cachexies vénériennes.
   Id.   scorbutiques.
   Id.   scrofuleuses.

Maladies chirurgicales.

Luxations anciennes.
   Id.   spontanées.
Rhumatismes articulaires avec ou sans nodosités.

Engorgements lymphatiques des grandes articulations.

Difficulté des mouvements par suite de coups de feu.
       Id.   de solution de continuité.
       Id.   de fracture.
       Id.   de luxation.
       Id.   d'entorse.
       Id.   de contusion.
Diastases.
Distension forcée des ligaments et des tendons.
Corps étrangers fixés ou retenus dans l'économie par des causes diverses.

Anciennes plaies d'armes à feu.

Id.   blanches.

Décollements de la peau.

Cicatrices anciennes et faibles.

Id.   profondes.

Id.   non adhérentes.

Id.   adhérentes.

Id.   douloureuses.

Plaies fistuleuses.

Varices.

Plaies ou ulcères calleux.

Ulcères variqueux.

Id.   atoniques.

Id.   scrofuleux.

Maladies des os.

Périostoses.

Scrofules généraux.

Plaies scrofuleuses.

Ramollissement et fragilité des os.

Séquestres.

Nécroses des os longs.

Carie des os spongieux.

Fistule par suite de carie des os.

Ostéo-sarcôme.

Spina-ventosa.

Gibbosités et déviations.

Tumeurs blanches.
Abcès froids provenant d'affections osseuses.
Ankyloses incomplètes.
Id.   complètes.

Maladies des voies génito-urinaires.

Catarrhe chronique de l'urètre.
Id.   de la vessie.
Id.   vaginal.
Id.   utérin.
Fistules urinaires.
Id.   scrotales.
Affections calculeuses.
Incontinence d'urine.
Prolapsus des organes génitaux.
Engorgement de la glande prostate.
Néphrite chronique,
Néphrite calculeuse.
Orchite.
Sarcocèle
Ulcères de la matrice.
Grossesse utérine.

Maladies de l'oreille, de la bouche et du nez.

Catarrhe auriculaire simple (otorrhée).
Surdité complète.
Stomatites chroniques.

Aphthes anciens.

Fistules salivaires.

Ulcères scorbutiques.

Ulcères de la membrane pituitaire (ozène).

Maladies des yeux.

Ophthalmie chronique.

   Id.   scrofuleuse.

Fistule lacrymale.

Affaiblissement de la vue.

Maladies des organes thoraciques.

Laryngite chronique.

Pharyngite   *Id.*

Amygdalite   *Id.*

Angine   *Id.*

Bronchite   *Id.*

Catarrhe pulmonaire *Id.*

Maladies des organes digestifs.

Engorgements chroniques du foie.

     Id.   de la rate.

     Id.   des viscères abdo-
minaux.

     Id.   des ganglions mé-
sentériques.

Collapsus des organes digestifs.

Gastrite et gastro-entérite chroniques.

Diarrhées par affaiblissement.

Hydropisies.

Hydropisies enkystées du bas-ventre.

Incontinence des matières fécales.

Chute du rectum.

Fistule stercorale.

Id.   rectale.

Hémorrhoïdes non fluentes.

Maladies de l'encéphale et du cœur.

Les eaux de Barèges leur sont presque toujours défavorables : beaucoup de ces maladies se subdivisent en une infinité d'autres qu'il ne serait pas possible de désigner ici sans augmenter l'étendue de ce travail, et qu'on peut trouver parmi les observations détaillées que nous envoyons chaque année au Conseil de santé.

Maladies où les eaux de Barèges sont sans effet favorable, ou souvent nuisibles.

NOTA.   S. E. veut dire sans effet.   N. signifie nuisible.

Les maladies qui dépendent d'une affection chronique de l'encéphale et de la moëlle épinière, telles que :

Myélites chroniques, N.

Paraplégies, N.

Hémiplégies, N.

Paralysies générales ou partielles, N.

La disposition aux congestions sanguines et aux accidents cérébraux, N.

Les palpitations du cœur, N.

L'hypertrophie   *id.*   N.

La trop grande activité de cet organe, N.

Les syncopes, N.

Ankyloses complètes, S. E.

Goutte proprement dite, N.

Nodosités rhumatismales articulaires, S. E.

Hydropisies en général, S. E.

Hydropisies enkystées du bas-ventre, S. E.

Squirrhes et cancers, S. E.

Hernie musculaire, S. E.

Tumeurs enkystées, S. E.

Surdité complète, S. E.

Goître, S. E.

Varices, S. E.

Alopécies, S. E.

Epilepsie, N.

Varicocèle, S. E.

Hydrocèle, S. E.

Sarcocèle, S. E.

Cicatrices adhérentes anciennes et profondes, S. E.

Aphonie ancienne, S. E.

Chorée ou danse de St. Guy, S. E.

Hystérie, à moins qu'elle ne soit due à une suppression des menstrues ou des lochies.

Certaines affections dartreuses, S. E.

Exostoses, S. E. (1).

Observations générales sur les maladies pour lesquelles les eaux de Barèges sont contr'indiquées et parfois dangereuses.

Les affections qui se lient ou succèdent à une fièvre intermittente ne peuvent être traitées à Barèges, où les eaux, les lieux. l'air, le climat, le genre de vie, la nature aes logements, contribuent à reproduire la fièvre et ne permettent pas de continuer l'usage des eaux pendant la même année; cela est surtout manifeste chez les fiévreux de l'Algérie.

Il en est de même des malades chez lesquels survient un état aigu; il est, la plupart du temps, impossible de leur faire reprendre avec avanta-

(1) *Nota*. Toutes les maladies qui ne sont pas mentionnées dans ces divers tableaux ont été omises (à moins d'une erreur) à dessein, et ne peuvent retirer aucun avantage des eaux de Barèges.

ge, pendant la même année, ou tout au moins la première saison, l'usage des eaux.

La pléthore, la constitution trapue, le tempérament sanguin pur , athlétique ou essentiellement nerveux , doivent rendre très-circonspect ou contr'indiquer l'emploi des eaux de Barèges, auxquelles il ne faut d'ailleurs jamais soumettre *que des maladies chroniques.*

Hémiplégie ou paralysie de l'un des côtés du corps par suite de congestion cérébrale.

Paraplégie ou paralysie de la moitié inférieure du corps, par suite de congestion cérébrale.

Le bien qu'on peut attendre des eaux de Barèges dans ces maladies, qui affectent le plus souvent des personnes sanguines, pléthoriques, n'est point en rapport avec les dangers qu'elles courent ; beaucoup de praticiens nous dirigent leurs malades avec trop de confiance ; car toute leur docilité , leur sagesse et nos soins attentifs suffisent à peine pour prévenir les accidents qui peuvent résulter d'une semblable stimulation.

Les eaux salines tempérées seraient, dans tous ces cas, préférables.

Pleurites ou pleuro-pneumonies chroniques ; hémoptysies.

Si les eaux peuvent convenir et améliorent fort souvent l'état des malades affectés d'un catarrhe bronchique chronique, il n'en est pas de même d'une pneumonie déjà ancienne ; l'état aigu venant se joindre à un état chronique, épuise les forces organiques du malade, et peut amener une terminaison funeste. Un exemple m'en a été offert, en 1838, chez un gendarme. Les eaux Bonnes et leur climat seraient préférés alors, s'il y avait indication.

Il faut proscrire les eaux dans l'hémoptysie et la pleurésie.

Gastrite et gastro-entérite, hépatite chroniques et splénite.

Il est assez ordinaire de voir arriver à Barèges des malades qui sont porteurs d'affections intestinales chroniques ; c'est encore une erreur de beaucoup de médecins qui n'ont qu'une connaissance insuffisante de l'action de ces eaux sur nos organes.

Nous ne saurions trop répéter que bien des

malades ont des tempéraments qui s'opposent à l'administration d'aucun stimulant par les voies digestives, et les eaux de Barèges sont on ne peut plus excitantes ; que ces eaux produisent la constipation, la diarrhée, la fièvre, qui ajoutent à la maladie primitive ; et que c'est jouer quitte ou double d'exposer des organes aussi importants à leur action, qui ne peut et ne doit amener un soulagement possible, que par une crise dont la terminaison est fort incertaine.

Il faudrait admettre un tempérament évidemment lymphatique, pour que ces eaux fussent convenablement supportées. J'en ai observé un dans lequel elles ont été défavorables.

Je m'exprime de la même manière pour les splénites et les hépatites chroniques.

Affections chroniques de la circulation.

Anévrysmes.

Toutes les fois que le sang joue un rôle important dans une maladie, il faut proscrire impitoyablement l'usage des eaux de Barèges, tel est le cas des affections du cœur.

Il faut distinguer néanmoins les affections simulées de celles qui sont réellement organiques. Ainsi, il arrive assez souvent qu'un rhumatisme, qu'une névrose de la région précordiale offrent

une partie des symptômes d'une hypertrophie,
d'une cardite, etc.; c'est au médecin à le reconnaître et à persister, s'il le juge convenable, à
prescrire les eaux de Barèges prises avec prudence; il aura soin d'adresser son malade à l'un
des médecins des eaux avec les renseignements
écrits les plus propres à l'éclairer. Les médecins
et surtout les malades se trouveraient toujours
bien de cette sage précaution, qui est souvent
négligée pour abréger l'ennui d'écrire une con-
sultation, lorsque déjà on est accablé de travail.

Grossesse utérine.

Une question fort importante est de savoir
si la médecine doit conseiller un traitement par
les eaux de Barèges, à une femme dont la grossesse est plus ou moins avancée et qui a une maladie quelconque ?

Pour résoudre cette question d'après mon
opinion, je dirai qu'il y aurait des inconvénients
à le permettre à toute femme robuste, sanguine,
chez laquelle il y a nécessité de tirer du sang
fréquemment, et dont les organes de la féconda-
tion sont naturellement stimulés par sa position
momentanée ; il y aurait contr'indication , surtout dans les premiers temps de la grossesse :
car, on favoriserait le retour des menstrues ; et,

comme Hippocrate, nous nous appuierons de cet aphorisme : *Ubi stimulus, ibi fluxus.*

Il y aura moins à craindre chez une femme à fibre molle, à tempérament mou, lymphatique ; et souvent cette excitation générale graduée pourra agir au profit du tempérament qu'elle aidera à rendre plus apte aux fonctions reproductives. On s'arrêterait à temps si quelque symptôme fâcheux paraissait devoir survenir.

Les eaux de Barèges, et bien d'autres sans doute, passent pour être aphrodisiaques.

Névroses en général.

Il ne convient point d'envoyer à Barèges les personnes dont l'exaltation nerveuse est prononcée, ni celles qui ont certaines névralgies récentes ; ainsi les affections purement nerveuses de *l'uterus*, du *cœur* et des *poumons* s'en trouvent assez ordinairement mal ; et l'air trop vif, le climat variable, la fréquence des journées orageuses que remplacent la pluie, les brouillards et la neige, sont autant de circonstances contraires à la guérison des névroses qui s'exaspèrent et obligent les malades à fuir une contrée qu'ils prennent en aversion, bien heureux s'ils se décident à faire l'essai de *St. Sauveur*, dont les eaux douces, tempérées, le climat chaud et les promenades gréables leur sont bien plus favorables et leur rendent un bien-être qu'ils avaient perdu.

La durée moyenne d'un traitement à Barèges est de 30 à 40 bains ; cependant des malades en supportent parfois 60, 80 et plus, dans des affections anciennes, rebelles, et chez des sujets éminemment lymphatiques, sans en être incommodés et sans avoir rien perdu malgré les sécrétions et les excrétions, qui manquent rarement de se manifester chez les malades qui prennent les eaux.

On ne guérit que rarement à Barèges en une seule saison ; il est souvent nécessaire de recourir à ces eaux une deuxième fois et deux années consécutives autant que possible. J'ai vu des malades ne pouvoir passer l'hiver sans trop souffrir, qu'en y venant tous les étés pendant 6, 8, 10 et jusqu'à 12 ans.

J'ai donné des soins, pour une carie du sternum, à la femme d'un agent comptable des subsistances militaires, qui n'a cessé d'y venir, après 12 ans, pour choisir des eaux moins efficaces, que parce qu'elle avait perdu sa fille, jeune et jolie personne, et qu'elle en était inconsolable; chaque année cette dame éprouvait un soulagement réel à Barèges.

Je pourrais rapporter ici, comme l'auteur du mémoire auquel je réponds, de nombreuses observations non moins concluantes que les siennes ; mais, chaque année, nous envoyons celles de tous nos malades au Conseil de santé qui peut en faire faire un dépouillement et un choix, s'il le juge utile ; et nous aimons mieux, d'ailleurs, renvoyer nos lecteurs aux belles observations de *Bordeu* et à celles de M. Gasc.

Le § vi et dernier du mémoire de M. C..... est intitulé : « *De l'hôpital militaire de Bourbonne; régime et service intérieur : envoi des malades; abus ; améliorations à faire.* »

L'hôpital de Bourbonne est sans contredit le premier établissement thermal de ce genre que nous ayons en France ; et si les eaux de Barèges ont des vertus plus positives et mieux constatées, on ne peut néanmoins mettre en première ligne son hôpital. Cependant il paraît qu'il y a à Bourbonne, comme à Barèges, des réformes à faire ; ou plutôt elles sont déjà, sans aucun doute, opérées depuis que M. C..... les a signalées ; il en a été ainsi du moins à Barèges pour la plupart de celles qui ont été reconnues utiles.

Nous renvoyons pour plus de détails sur cet hôpital, à la notice de M. Gasc, qui est peut-être déjà un peu ancienne sous ce rapport ; à la publication plus récente de M. Ballard , intitulée : *Essai sur les eaux de Barèges,* et enfin à celle que nous préparons et que nous tâcherons de rendre utile à nos camarades des corps et des hôpitaux, ainsi qu'à leurs malades ; et qui, à défaut d'autre mérite, aura celui d'être complète et assez moderne pour indiquer les nombreux changements faits et à faire dans cette localité, que l'on a souvent voulu remplacer par les eaux très abondantes et très bien situées d'Arles (Pyrénées-Orientales), d'Ax (Ariège), et de Gnagno (Corse), dont les propriétés, moins connues fussent-elles égales, n'auront pas de long-temps encore la sanction de l'expérience, et l'appui de noms tels que ceux des *Bordeu*, des *Delpit*, des *Borgella*, ou des *Fagon* et des *ducs du Maine*.

9 782016 110737